BEI GRIN MACHT SICH IHR WISSEN BEZAHLT

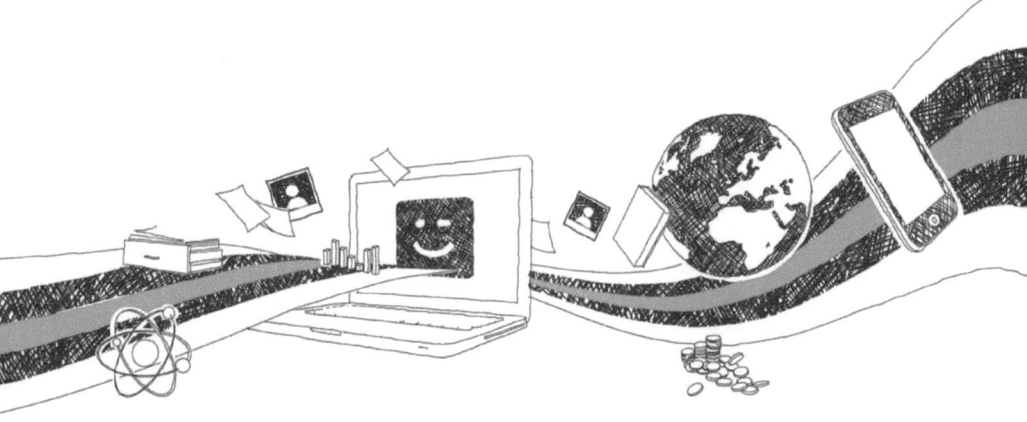

- Wir veröffentlichen Ihre Hausarbeit,
  Bachelor- und Masterarbeit

- Ihr eigenes eBook und Buch -
  weltweit in allen wichtigen Shops

- Verdienen Sie an jedem Verkauf

Jetzt bei www.GRIN.com hochladen und kostenlos publizieren

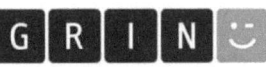

Bibliografische Information der Deutschen Nationalbibliothek:

Die Deutsche Bibliothek verzeichnet diese Publikation in der Deutschen National-
bibliografie; detaillierte bibliografische Daten sind im Internet über http://dnb.d-
nb.de/ abrufbar.

Dieses Werk sowie alle darin enthaltenen einzelnen Beiträge und Abbildungen
sind urheberrechtlich geschützt. Jede Verwertung, die nicht ausdrücklich vom
Urheberrechtsschutz zugelassen ist, bedarf der vorherigen Zustimmung des Verla-
ges. Das gilt insbesondere für Vervielfältigungen, Bearbeitungen, Übersetzungen,
Mikroverfilmungen, Auswertungen durch Datenbanken und für die Einspeicherung
und Verarbeitung in elektronische Systeme. Alle Rechte, auch die des auszugsweisen
Nachdrucks, der fotomechanischen Wiedergabe (einschließlich Mikrokopie) sowie
der Auswertung durch Datenbanken oder ähnliche Einrichtungen, vorbehalten.

Impressum:

Copyright © 2004 GRIN Verlag, Open Publishing GmbH
Druck und Bindung: Books on Demand GmbH, Norderstedt Germany
ISBN: 9783640649624

Dieses Buch bei GRIN:

http://www.grin.com/de/e-book/153076/zur-gesundheitssituation-aelterer-menschen

Michaela Funck

Zur Gesundheitssituation älterer Menschen

Ergebnisse der Epidemiologie und der Gesundheitsberichterstattung

GRIN Verlag

GRIN - Your knowledge has value

Der GRIN Verlag publiziert seit 1998 wissenschaftliche Arbeiten von Studenten, Hochschullehrern und anderen Akademikern als eBook und gedrucktes Buch. Die Verlagswebsite www.grin.com ist die ideale Plattform zur Veröffentlichung von Hausarbeiten, Abschlussarbeiten, wissenschaftlichen Aufsätzen, Dissertationen und Fachbüchern.

Besuchen Sie uns im Internet:

http://www.grin.com/

http://www.facebook.com/grincom

http://www.twitter.com/grin_com

Fern – Fachschule Hamburg
Studiengang Pflegemanagement
Studienzentrum Mannheim

Studienfach Gesundheitswissenschaft

Hausarbeit zum Thema
Zur Gesundheitssituation älterer Menschen
Ergebnisse der Epidemiologie und der Gesundheitsberichterstattung

Herbstsemester 2004

von

Michaela Funck

_____

Abgabedatum
19.08.2004

Inhaltsverzeichnis

1 Einführung

Die weltweite demographische Entwicklung zeigt, dass es zukünftig immer mehr alte und hochaltrige Menschen geben wird. Doch erst zögerlich scheint sich dieser Gedanke und die Einsicht in die damit verbunden Probleme durchzusetzen. Verschiedene Länder setzen sich mit dieser Problematik auf zum Teil sehr unterschiedliche Weise auseinander.

Diese Arbeit wird sich dieser Problematik nähern, indem sie den Gesundheitszustand alter Menschen in Deutschland näher betrachtet. Mit Hilfe epidemiologischer Daten und der Gesundheitsberichterstattung wird der Ist-Zustand beleuchtet und die bestehenden Probleme aufgezeigt und benannt.

Die vorliegende Arbeit unterteilt sich in drei Teile: Der erste Teil befasst sich mit den Basisinstrumenten der Epidemiologie und der Gesundheitsberichterstattung im allgemeinen. Der zweite Teil beschäftigt sich näher mit der Morbidität, Mortalität und dem Zusammenhang zwischen Armut und Gesundheit im Alter. Im dritten Teil werden schließlich mögliche Lösungswege aufgezeigt und ein Fazit mit Zukunftsausblicken gezogen.

2 Epidemiologie

Die World Health Organisation (WHO) definiert Epidemiologie folgendermaßen: „Die Epidemiologie befasst sich mit der Untersuchung der Verteilung von Krankheiten, physiologischen Variablen, und sozialen Krankheitsfolgen in menschlichen Bevölkerungsgruppen sowie mit den Faktoren, die diese Verteilung beeinflussen."

Die Epidemiologie versucht, mit Hilfe wissenschaftlicher Methoden, Risikofaktoren für die Gesundheit des Einzelnen und der Bevölkerung zu identifizieren. Dadurch soll die Möglichkeit geschaffen werden, geeignete Präventionsmaßnahmen zu entwickeln und durchzuführen. Auch sollen die Wirkungsweisen von Therapiemaßnahmen erforscht und deren Einfuß auf die Lebensqualität der Betroffenen analysiert werden. Obwohl sich die Epidemiologie eines naturwissenschaftlichen-quantitativen Ansatzes bedient, kann man sie nicht mit Laborexperimenten vergleichen. Epidemiologie erhebt Daten nicht unter strengen Laborbedingungen, sondern bei Menschen in ihrer natürlichen Umgebung. Sie sind dabei einer Vielzahl von Einflüssen und verschieden Faktoren ausgesetzt. Zudem kommt die genetische Disposition beeinflussend hinzu. Daher ist es schwierig, einen zweifelsfreien kausalen Zusammenhang zwischen Ursache und Wirkung (Ausbruch einer bestimmten Krankheit) zu erkennen.

Die moderne Epidemiologie zeichnet sich dadurch aus, dass sie um wissenschaftliche Ansätze aus anderen Gebieten bereichert und erweitert wurde. So wird sie bei HURRELMANN folgendermaßen definiert: „Epidemiologie ist die Bearbeitung von Fragen aus dem Bereich der Medizin, der Gesundheitssystemforschung und der Gesundheitswissenschaften mit Methoden der empirischen Sozialforschung (HURRELMANN, K., LAASER, U., 1998, 232)."

Die Epidemiologie wird heute nicht länger ausschließlich von der medizinischen Profession genutzt, sondern es beschäftigen sich auch andere Disziplinen mit ihr . Sozialwissenschaftler, Pädagogen und Statistiker sehen sie aus ihrem spezifischen Blickwinkel heraus wie dies in Abbildung 1 veranschaulicht.

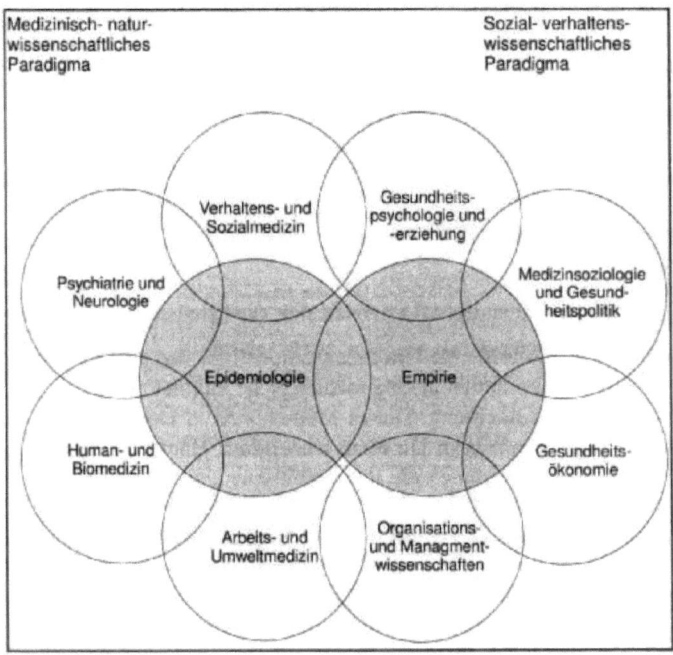

Abbildung 1: Die fachlichen Einzeldisziplinen der Gesundheitswissenschaften

Quelle: Hurrelmann / Lasser (Hrsg.), 1998, Seite 31

Anmerkung des Verfassers: *korrekterweise müssten die dargestellten Kreise in den Schnittflächen offen dargestellt werden, um die fehlenden Abgrenzungen zu verdeutlichen.*

2.1 Ziele und Aufgaben der epidemiologischen Forschung

Auf Basis der oben genannten Definition „lassen sich die wichtigsten Ziele und Inhalte epidemiologischer Forschung wie folgt zusammenfassen:

- Identifikation von Risikofaktoren und Ursachen von Krankheiten (Krankheitsätiologie) bzw. Identifikation von gesundheitsförderlichen (salutogenen) Faktoren
- Erklärung von geographischen und regionalen Unterschieden und von zeitlichen Veränderungen in der Häufigkeit bestimmter Erkrankungen
- Beschreibung des natürlichen Verlaufes (Spontanverlaufes) von Erkrankungen
- Beurteilung der Wirksamkeit und der Effizienz von medikamentöser Therapie, Präventionsmaßnahmen und medizinischen, rehabilitativen und psychosozialen Versorgungsmaßnahmen (SCHWARTZ, F. W. u. a., 2003, 394)."

2.2 Die Anwendungsbereiche der Epidemiologie

Die Epidemiologie kann in drei Anwendungsbereiche geteilt werden, nämlich die deskriptive, analytische und experimentelle Epidemiologie.

2.2.1 Die deskriptive Epidemiologie

Die *deskriptive* Epidemiologie gibt Auskunft über Häufigkeit (z. B. von Erkrankungen) und kann durch Vergleiche verschiedener Bevölkerungsgruppen Indikationen auf besondere Risikogruppen geben. Um dieses Ziel zu erreichen, verwenden "deskriptive" Epidemiologen offizielle Statistiken und Querschnitt-studien.

Die Bevölkerung kann nach verschiedenen Kriterien, wie z. B. Alter, Geschlecht, Ort, Zeit, Herkunft, Beruf usw. eingeteilt werden. Diese Untergruppen können anschließend verglichen werden. Wichtig ist, dass sie außerhalb der gewählten Kriterien so ähnlich wie möglich sind.

Ziel der deskriptiven Studien ist die Prävalenz von Krankheiten und entsprechend die Risikogruppen zu erfassen. Anhand dieser Daten können Hypothesen über die Entstehung von Gesundheitsstörungen und /oder Risikofaktoren gebildet werden.

2.2.2 Die analytische Epidemiologie

Die *analytische* Epidemiologie ermöglicht die Feststellung von Risikofaktoren, wie auch die ersten Hinweise für Krankheitsursachen. Die Forschung nach Krankheits*ursachen* ist aber eine Aufgabe der experimentellen Studien.

Mit Hilfe der deskriptiven Epidemiologie werden Hypothesen über die Entstehung von Gesundheitsstörungen entwickelt. Diese Hypothesen werden mit der analytischen Epidemiologie überprüft und anschließend akzeptiert oder verworfen.

Zwei wichtigen Studienarten sind:

1. die Kohorten und
2. die Fall-Kontroll-Studien.

Bei den Kohortenstudien sind im Prinzip alle Probanden gesund. Einige sind aber einer vermuteten Krankheitsursache (oder einem Risikofaktor) ausgesetzt, während andere nicht exponiert sind. Wenn eine erhöhte Anzahl von Symptomen oder Krankheiten in späteren Messungen bei exponierten Personen auftritt, hat man wichtige Hinweise gewonnen, indem man einen Risikofaktor oder sogar eine Krankheitsursache entdeckt oder überprüft hat.

Bei den Fall-Kohorten-Studien sind bereits zwei vergleichbare Gruppen vorhanden: Eine Gruppe ist nur von Fällen zusammengesetzt, d.h. von Probanden, die eine bestimmte Erkrankung haben; In der anderen Gruppe sind alle Probanden gesund. Man untersucht, ob signifikante Unterschiede hinsichtlich ausgewählter Variablen zwischen diesen beiden Gruppen bestehen. Risikofaktoren können als Krankheitsursache interpretiert werden, wenn die Kriterien zur Beurteilung der Kausalität erfüllt sind.

2.2.3 Die experimentelle Epidemiologie

Die *experimentelle* Epidemiologie befasst sich mit randomisierten klinischen Studien, bevölkerungsbezogenen Interventionsstudien, wie auch mit der Evaluation und Qualitätssicherung ärztlicher Leistungen.

Typisch für die randomisierten klinischen Studien sind:

- das Studienkollektiv, d. h. eine kleine Gruppe, die per Zufallszuteilung von einer Bevölkerungsgruppe ausgewählt wurde,
- eine Studiengruppe mit, und eine ohne Intervention,
- wie auch den Vergleich der Ergebnisse (zwischen den zwei Gruppen).

Die großen Unterschiede bei der bevölkerungsbezogenen Intervention ist, dass diese letzte an die ganze Bevölkerung gerichtet ist und, dass die Zuordnung zur Interventions- oder Kontrollgruppe aufgrund der Zugehörigkeit zu einer Gemeinde, einer Stadt, einem Betrieb usw. erfolgt. [1]

2.3 Zur Gesundheitsberichterstattung

Die Gesundheitsberichterstattung (GBE) dient zur Analyse der gesundheitlichen Versorgung und ihrer wirtschaftlichen Auswirkungen. Die Ergebnisse können in die Zukunft projiziert und mit Zielsetzungen abgeglichen werden. Dadurch kann erkannt werden, ob sich Maßnahmen im Gesundheitswesen (z.B. im Bereich der Prävention) voraussichtlich positiv oder negativ entwickeln werden.

Das Robert-Koch-Institut (RKI) definiert die Gesundheitsberichterstattung folgendermaßen:
„Sie berichtet über wichtige Aspekte der Gesundheit und des Gesundheitswesens. Damit bildet sie eine datenbasierte Grundlage für politische Entscheidungen. Darüber hinaus dient die GBE der Erfolgskontrolle durchgeführter Maßnahmen und trägt zur Entwicklung und Evaluierung von Gesundheitszielen bei. (ROBERT-KOCH-INSTITUT (Hrsg.), Gesundheitsberichterstattung des Bundes, Heft 10, 2002, 3)"

---

[1] entnommen aus: PADLINA, OLIVER, Public Health, 10/2000
Online im Internet: http://www.ticino.com/usr/opadlina/new/ph/epi-ges.htm [stand Oktober 2000]

Die Aufgabe der GBE für Deutschland liegt in der gemeinsamen Verantwortung des RKI und des Statistischen Bundesamtes (StBA).

Die inhaltliche Verantwortung liegt hierbei bei dem RKI, während das StBA für die Pflege des Informationssystems der GBE (IS-GBE) verantwortlich ist. Auch werden von der IS-GBE die Daten der Öffentlichkeit zugänglich gemacht.

Um das Auftreten von Krankheiten und deren Letalität beurteilen und gegebenenfalls Gesundheitsvorsorge betreiben zu können, müssen populations-bezogene Krankheitsregister eingesetzt werden.

Seit 1976 betreibt beispielsweise das Saarland ein weltweit anerkanntes epidemiologisches Krebsregister. In der Homepage des RKI findet man auch Angaben über Infektionskrankheiten im Sinne der Infektions-Epidemiologie.

Eine hilfreiche Datenquelle über die Krebsmortalität und deren räumliche und zeitliche Verbreitung findet sich im sogenannten Krebsatlas der Bundesrepublik Deutschland. Vom Bundesministerium für Bildung und Forschung wurde die GBE des Bundes in das Internet gestellt. Auf der Homepage findet man quantitative Angaben aus unterschiedlichen Bereichen des Gesundheitswesens. [2]

Die Schwerpunkte der GBE liegen hierbei auf:
- Rahmenbedingungen des Gesundheitswesens
- Gesundheitliche Lage
- Gesundheitsverhalten und Gesundheitsgefährdung
- Krankheiten
- Ressourcen der Gesundheitsversorgung
- Leistung und Inanspruchnahme des Gesundheitswesens
- Ausgaben, Kosten uns Finanzierung des Gesundheitswesens

In Abbildung 2 sind die Zusammenhänge nochmals illustrativ abgebildet.

---

[2] entnommen aus: FELDMANN, UWE: Einführung in epidemiologische Methoden. 06/10/2000.
Online im Internet: http://www.uniklinik-saarland.de/med_fak/imbei/docs/epidemievonuf.html
[stand 06.06.2000]

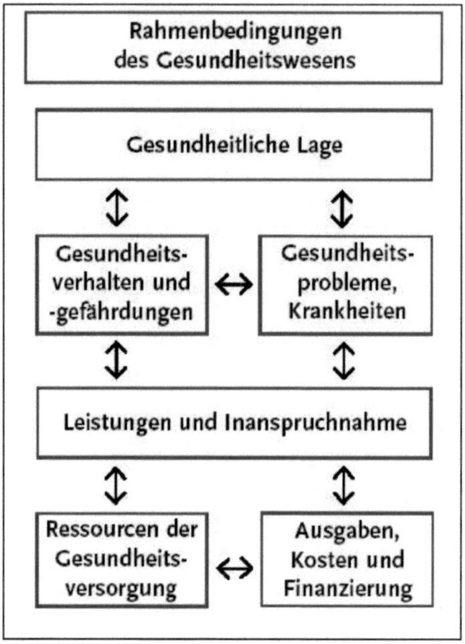

```
┌─────────────────────────────────────────────┐
│   ┌─────────────────────────────────────┐    │
│   │      Rahmenbedingungen              │    │
│   │      des Gesundheitswesens          │    │
│   └─────────────────────────────────────┘    │
│                                               │
│   ┌─────────────────────────────────────┐    │
│   │      Gesundheitliche Lage           │    │
│   └─────────────────────────────────────┘    │
│            ⇕                    ⇕             │
│   ┌────────────────┐    ┌────────────────┐    │
│   │ Gesundheits-   │    │ Gesundheits-   │    │
│   │ verhalten und  │ ↔  │ probleme,      │    │
│   │ -gefährdungen  │    │ Krankheiten    │    │
│   └────────────────┘    └────────────────┘    │
│            ⇕                    ⇕             │
│   ┌─────────────────────────────────────┐    │
│   │   Leistungen und Inanspruchnahme    │    │
│   └─────────────────────────────────────┘    │
│            ⇕                    ⇕             │
│   ┌────────────────┐    ┌────────────────┐    │
│   │ Ressourcen der │    │ Ausgaben,      │    │
│   │ Gesundheits-   │ ↔  │ Kosten und     │    │
│   │ versorgung     │    │ Finanzierung   │    │
│   └────────────────┘    └────────────────┘    │
└─────────────────────────────────────────────┘
```

Abbildung 2: Rahmenbedingungen des Gesundheitswesens

Quelle: Robert-Koch-Institut, Heft 10/2002

Es lässt sich somit feststellen, dass unter der GBE die systematische Darstellung und Analyse des Gesundheitszustandes, der Gesundheitsgefährdung und der Gesundheitsversorgung, der Bevölkerung verstanden wird.

Aus diesem Grund werden Daten über den Gesundheitszustand der Bevölkerung / Bevölkerungsgruppen und dessen Veränderung im zeitlichen Ablauf gesammelt. Dadurch können Veränderungen erkannt werden und bei Handlungsbedarf rechtzeitig die nötigen Schritte eingeleitet werden.

Um diese Daten korrekt erheben zu können, ist die GBE auf die Epidemiologie angewiesen. Durch ihre Methoden werden die Verteilung von Krankheiten und Risikogruppen in der Bevölkerung deutlich. Im Rahmen politischer Programmen sind so Steuerungsmöglichkeiten gegeben.

Ziel all dieser Bemühungen ist, den allgemeinen Gesundheitszustand mit der Verteilung des Morbiditäts- und Mortalitätsrisikos festzustellen, zu beobachten und ihn langfristig zu verbessern.

3 Stellenwert der Gesundheit älterer Menschen

Immer noch wird Alter mit Krankheit, Einschränkungen und Verlust von Fähigkeiten gleich gesetzt. Nur langsam setzt ein Umdenkprozess dahingehend ein, dass Alter neben Verlusten auch Potentiale und sogar mögliche Gewinne erkennen lässt. Alter ist nicht immer mit Krankheit, Leid und Pflegebedürftigkeit verbunden. Dies zu wissen und zu berücksichtigen ist - besonders im Hinblick auf die demographische Entwicklung in Deutschland - wichtig, da der Anteil der alten und hochbetagten Menschen auch in den folgenden Jahren weiter ansteigen wird. Durch den gleichzeitig stattfindenden Geburtenrückgang (Double-aging-process) nimmt nicht nur die Zahl der Älteren zu, sondern auch deren Anteil an der Gesamtbevölkerung.

Gesamtgesellschaftlich findet zur Zeit sogar ein dreifaches Altern statt: Es findet eine Zunahme der Älteren einerseits in absoluten wie auch in relativen Zahlen (d.h. im Verhältnis zur Anzahl der Jüngeren) andererseits statt. Darüber hinaus steigt aufgrund des medizinisch-technischen Fortschritts auch die Anzahl der Hochbetagten und Langlebigen.

Dies hat gravierende Auswirkungen auf das Solidarsysteme in seiner heutigen Form. Aber nicht nur auf diesem , sondern in allen gesellschaftlichen Bereichen stehen große Veränderungen an (z. B. in Wirtschaft, Politik, Freizeit, Kultur und Bildung). Obwohl die Anzahl der Sozialhilfeempfänger unter den Älteren den geringsten Teil aller Altersgruppen aufweist (vergl. RKI, Heft 10/2002, 10), so fallen doch mit zunehmendem Alter immer höher Kosten im medizinischen Bereich und in der pflegerischen Versorgung nach SGB XI an, die immer weniger Junge aufzubringen haben.

Wie aber beurteilen die Betroffenen selbst ihre Gesundheit?
Alter ist grundsätzlich keine Krankheit, aber es zeigt sich, dass im Alter Krankheiten und Verletzungen häufiger und verstärkt auftreten, wie dies für das Jahr

2002 in Tabelle 1 veranschaulicht ist. Dies liegt an der verringerten Anpassungs-
und Wiederstandfähigkeit des Körpers in zunehmendem Alter. [3]

Tabelle 1: Verteilung der Bevölkerung nach ihrem Gesundheitszustand in %

Jahr: 2003	Deutschland	
Geschlecht: Beide Geschlechter	gesund	⊞krank oder unfallverletzt
⊟Alle Altersgruppen	88,8	11,2
Unter 5 Jahre	93,5	6,5
5 bis unter 10 Jahre	95,3	4,7
10 bis unter 15 Jahre	96,4	3,6
15 bis unter 20 Jahre	95,7	4,3
20 bis unter 25 Jahre	93,7	6,3
25 bis unter 30 Jahre	93,0	7,0
30 bis unter 35 Jahre	92,6	7,4
35 bis unter 40 Jahre	92,6	7,4
40 bis unter 45 Jahre	91,8	8,2
45 bis unter 50 Jahre	90,6	9,4
50 bis unter 55 Jahre	88,3	11,7
55 bis unter 60 Jahre	84,9	15,1
60 bis unter 65 Jahre	85,4	14,6
65 bis unter 70 Jahre	82,6	17,4
70 bis unter 75 Jahre	78,0	22,0
75 Jahre und älter	72,2	27,8

Quelle: Mikrozensus - Fragen zur Gesundheit, Statistisches Bundesamt,
Zweigstelle Bonn

Der Stellenwert der Gesundheit ist abhängig von verschiedenen Faktoren. Da es
keine weltweit einheitliche Definition von Gesundheit gibt, kann heute festgestellt
werden, dass Gesundheit eine höchst subjektive Erfahrung ist. Je nach Interesse

---

[3] Vergleiche Geroweb.de. Alter und Krankheit
Online im Internet: http://www.geroweb.de/krankheit-alter.html

und Betrachtungsweise stehen für den Einzelnen medizinische, gesellschaftliche oder auch religiöse Betrachtungsweisen im Vordergrund.

So wird Gesundheit heute sehr unterschiedlich definiert:

- Aus der Sicht der Medizin definiert sie sich, als das geordnete Zusammenspiel normaler Funktionsabläufe und des normalen Stoffwechsels. Krankheit wird hier als eine Abweichung vom Normalen gesehen.

- PARSONS (1958) hingegen definiert die Gesundheit aus der gesellschaftlichen Perspektive; Als die Fähigkeit der Mitglieder zur Wahrnehmung der Rollen und Aufgaben für die sie sozialisiert sind. Gesundheit beschreibt hier die optimale Leistungsfähigkeit des Individuums. Krankheit ist somit mit einem von der Norm abweichendem Verhalten und einem nicht Erfüllen der Aufgaben des Einzelnen verbunden.

- Aus religiöser Sicht ist Gesundheit die Folge von gottgefälligem Verhalten. Krankheit wird hier im Gegenzug als eine Strafe Gottes gesehen, die sündhaftes Tun im Leben bestraft. Die Verantwortung über sein Wohlergehen obliegt also jedem Einzelnen selbst.

- Am bekanntesten und am weitesten verbreitet ist die Gesundheitsdefinition der World-Health-Organisation (WHO) (1946). Hier wird Gesundheit als ein „Zustand des vollständigen geistigen und sozialen Wohlbefinden und nicht nur die Abwesenheit von Krankheit und Gebrechen (zitiert nach SCHWARTZ 2003, 26)" verstanden.
Trotz vielfältiger Kritik wegen dieser irrealen Begriffsdefinition ist sie schon aufgrund ihres visionären Charakters wichtig und beeinflussend für die politische Zielsetzung im Bereich des Gesundheitswesens in verschiedenen Ländern.

Die Gesundheit wird heute als höchstes Gut angesehen und nimmt auch den obersten Stellwert in der Skala der sieben wichtigsten Lebensbereichen ein. [4] Die meisten älteren Menschen leiden an mindestens einer chronischen Erkrankung leiden. Meist kommt im weitern Lebensverlauf noch eine oder mehrere weitere Krankheiten hinzu, womit das Phänomen der Multimorbidität begründet wird. Trotz einer objektiven Erkrankung der Betroffenen bedeutet dies nicht, daß die Erkrankten sich tatsächlich krank fühlen. Hier tritt das subjektive Gesundheitsempfinden der Betroffene zutage (s. hierzu auch Tabelle 2).

„In der subjektiven Einschätzung der eigenen Gesundheit spiegeln sich nicht lediglich körperliche Beschwerden und vom Arzt mitgeteilte Diagnosen wieder.

Vielmehr sind für den subjektiven Gesundheitszustand auch die Lebenszufriedenheit des Menschen, dessen Fähigkeit, Belastungen verarbeiten zu können, sowie die individuellen Maßstäbe für die Beurteilung von Gesundheit bedeutsam. Mit fortschreitendem Alter verändern sich vielfach die Maßstäbe, die Menschen für eine Einschätzung ihrer Gesundheit heranziehen: Gute Gesundheit bedeutet im Alter oftmals eine im Vergleich zu anderen Menschen bessere Gesundheit. (LEHR, 1997, 277-287)"

Tabelle 2: Selbsteinschätzung des Gesundheitszustandes

Selbsteinschätzung des Gesundheitszustandes nach Alter und Geschlecht, Deutschland, 1998

| Alter in Jahren | Selbsteinschätzung des Gesundheitszustandes in % der Befragten | | | | | |
| | weiblich | | | Männlich | | |
	ausgezeichnet/ sehr gut	gut	weniger gut/ schlecht	ausgezeichnet/ sehr gut	gut	weniger gut/ schlecht
18 - 29	31,6	62,6	5,8	44,3	50,6	5,1
30 - 39	26,8	62,6	10,6	30,2	62,3	7,4
40 - 49	18,3	64,9	16,8	21,3	66,1	12,6
50 - 59	10,1	64,9	25,0	11,7	62,7	25,6
60 - 69	4,3	62,5	33,2	9,3	61,3	29,4
70 - 79	7,2	58,1	34,7	6,9	61,0	32,1
18 - 79	**17,5**	**62,8**	**19,7**	**23,2**	**60,6**	**16,1**

Quelle(n): Robert Koch-Institut (RKI): Bundes-Gesundheitssurvey 1998.

---

[4] Vergleiche Geroweb.de. Gesundheit im Alter
Online im Internet: http://www.geroweb.de/gesundheit-alter.html

3.1 Begriffsdefinition Alter

Nach SCHWARZ bezeichnet Altern allgemein „alle zeitgebundenen Veränderungen eines individuellen Organismus im Laufes seines Lebens. Diese Veränderungen können positiv, etwa als Reifungsprozesse der Kindheit oder des jüngeren Erwachsenenseins, wie negativ im Sinne von Abbauprozessen bei alten Erwachsenen, interpretiert werden. Alterungsprozesse und Altersstufen unterliegen biologischen, biographischen, subjektiven, sozialen und kulturellen Bewertungen. Altern ist gleichzeitig ein biologisches, psychisches und gesellschaftliches Phänomen (SCHWARZ et al., 2003, 163)."

Erneut muß jedoch darauf hingewiesen werden, dass eine allgemeingültige und wissenschaftlich anerkannte Definition des Alters fehlt.

Durch den technischen Fortschritt der Medizin und den immer besser werdenden Lebensverhältnissen stieg die Lebenserwartung in den letzten 130 Jahren immer weiter an. Betrug der Anteil der über 65-Jährigen an der Gesamtbevölkerung im Jahr 1871 gerade 4,6 % so lag er im Jahr 2000 schon 16,2 % und wird sich prognostisch auf 21,4% bis zum Jahr 2020 steigern.

Die Lebensspanne des Alters umfasst heute in der Regel zwei bis drei Jahrzehnte. Aufgrund dieser langen Zeitspanne wird heute auch der Lebensabschnitt Alter nochmals ausdifferenziert in junges, höheres und höchstes Alter. In der Statistik hingegen werden die 75-80-Jährigen als Betagte, die über 80-Jährigen als Hochbetagte und die über 100-Jährigen als Langlebige bezeichnet.

Tabelle 3: Anteil der Altersgruppen an der Gesamtbevölkerung

*Anteil der Altersgruppen an der Gesamtbevölkerung sowie Entwicklung des Belastungs-
und Altenquotienten 1871-2020 [erweitert nach 46]*

**Jahr   Anteil der jeweiligen Altersgruppe an der Gesamtbevölkerung in
Prozent**

	unter 20	20 bis unter 65	65 und älter	Belastungs-Quotient[1]	Altenquotient[2]
1871	43,4	51,9	4,6	92,5	8,9
1880	44,7	50,4	4,7	98,0	9,3
1890	44,9	50,0	5,1	100,0	10,2
1900	44,2	50,9	4,9	96,5	9,6
1910	43,9	51,2	5,0	95,5	9,8
1925	36,2	58,0	5,8	72,4	10,0
1939	32,0	60,2	7,8	66,1	13,0
1950	30,5	59,9	9,7	67,1	16,2
1960	28,5	60,0	11,6	66,8	19,3
1970	29,9	56,2	13,8	77,8	24,6
1980	26,7	57,8	15,5	73,0	26,8
1990	21,7	63,4	14,9	57,7	23,5
2000	21,2	62,6	16,2	59,7	25,9
2010	19,0	60,9	20,1	64,1	33,0
2020	17,6	61,0	21,4	63,9	35,1

[1] unter 20jährige Personen und 65jährige Personen und Ältere bezogen auf die Personen im
erwerbsfähigen Alter - hier von 20 bis unter 65 Jahre

[2] 65jährige Personen und Ältere bezogen auf die Personen im erwerbsfähigen Alter - hier
von 20 bis unter 65 Jahre

Quelle: SCHWARTZ et al., 2003, 168)

3.2 Altersspezifische Veränderungen

Altern ist ein mehrdimensionaler Prozess, welcher verschiedene Bereiche des
Menschen betrifft. Die biologischen, psychologischen und soziologischen
Aspekte dieses Prozesses sind eng miteinander verbunden.

3.2.1 Biologisch-physiologisches Altern

Die biologische Sichtweise sieht das Alter als einen irreversiblen Prozess, der von
der Konzeption bis zum Tode dauert. Der Prozess des biologisch-physiologischen
Alterns ist hauptsächlich mit Funktionsverlusten und Einschränkungen
verschiedener Organe verbunden. Altersphysiologische Veränderungen mit
eventuellem Krankheitswert betreffen vor allem das Herz-Kreislaufsystem und

den Bewegungsapparat. (vgl. RKI (2002) Heft 10) Dadurch kommt es zunehmend zum Vorliegen mehrer Erkrankungen gleichzeitig (Multimorbidität).

3.2.2 Psychologisches Altern

Im Bereich der Geistige Leistungsfähigkeit gibt es im Alter zwar Verluste durch eine Verlangsamung in der Informationsverarbeitung, jedoch kann diese bis zu gewissen Graden durch die Lebenserfahrung und durch das Alltagswissen kompensiert werden. Das psychologische Alter ist durch typische Lebenskrisen und -aufgaben gekennzeichnet.

Die besonderen Stärken, durch die sich das Alter auszeichnet sind die Fähig- und Fertigkeiten zur Bewältigung psychischer Belastungen im Alltag. Es wurden Kompetenzen entwickelt, die die Personen in die Lage versetzen, das Alter trotz Einbußen und Verluste zu bewältigen. Diesen Fähigkeiten ist es zu verdanken, dass sich die meisten älteren Menschen trotz aller Einschränkungen im Alter immer noch relativ wohlfühlen, wie dies Abbildung 7 zeigt.

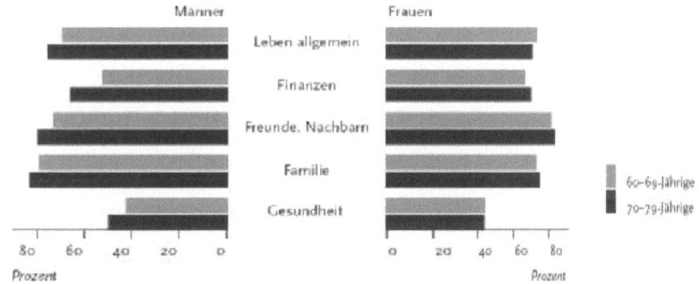

Abbildung 3: Anteil der 60 – 79-Jährigen, die mit den entsprechenden Lebensbereichen zufrieden bis sehr zufrieden sind.
Quelle: Robert Koch-Institut: Bundes-Gesundheitssurvey 1998

In verschiedenen wissenschaftliche Studien wurde nachgewiesen, dass es trotz erheblicher körperlicher und evtl. auch geistiger Einschränkungen keine Anzeichen gibt, die auf häufigeres Auftreten von Depressionen im Alter hindeuten. (vergl. HELMCHEN et al. 1996, STAUBINGER et al. 1996, SMITH et al.

1996). Dieses "Zufriedenheitsparadoxon" lässt den Rückschluss zu, dass es mit zunehmendem Alter zu keinem Absinken der Lebenszufriedenheit kommt.

3.2.3 Soziologisches Altern

Der Begriff des soziologischen Alterns zeigt sich in der Aufeinanderfolge von Rollen. Die Rollen werden von der Gesellschaft sanktioniert und entsprechen der gesellschaftlichen Struktur. Die "Rollentheorie" besagt, dass gesellschaftliche Faktoren das soziale Handeln von alten Menschen prägen und beeinflussen. Die Adaption einer Rolle ist notwendig, wenn man sich sozial konform verhalten möchte. Durch Kommunikation und Medien werden Bilder mit dem Alter assoziiert und an die Alten herangetragen. Altsein ist somit eine soziale Position, an die Erwartungen geknüpft sind. Innerhalb der sozialen Rollen existieren Normen (Verhaltensvorschriften) deren Ausführung durch Sanktionen (Anerkennung, Belohnung, Bestrafung, Ablehnung) kontrolliert wird. Eine soziale Rolle ist immer geknüpft an das soziale System. Zudem existieren Symbole, die eine Rolle markieren (z.B. Bildung, beruflicher Status, Statussymbole).

4. Mortalität

Mortalität [Sterblichkeit] „bezeichnet das Ausmaß der Todesfälle im Verhältnis zur Gesamtbevölkerung oder zu einzelnen Altersklassen; wird global durch Sterbeziffern oder Sterberaten ausgedrückt und durch Sterbetafeln spezifiziert. (Quelle: www.wissen.de)"

Die folgende Abbildung veranschaulicht die Sterblichkeitsrate im Länderübergreifenden Vergleich:

Tabelle 4: Mortalität 2004

Land	rohe Sterberate	Mittlere Lebenserwartung bei Geburt
Deutschland (2004)	10,44/1.000	77,06 Jahre
Mexiko (2004)	4,73/1.000	78,54 Jahre
China (2004)	6,92/1.000	71,96 Jahre
Russland (2004)	15,17/1.000	66,39 Jahre

Quelle: Wikipedia, freie Enzyklopädie

Einflussgrößen für die Mortalität sind vor allem:

1. Ökologische Determinanten (insbesondere Vorsorge vor Naturkatastrophen)
2. Sozioökonomische, politische und kulturelle Determinanten (etwa Verringerung der körperlichen Arbeit, Verbesserungen des Arbeitsschutzes, bessere Ernährung) und
3. Medizinische Determinanten (zum Beispiel Schutzimpfungen, gesundheitliche Aufklärung, Hygienevorschriften etc.).

Durch die demographische Umstrukturierung in Deutschland, nahm der Anteil der über 65-Jährigen in den letzten Jahren immer weiter zu und er wird weiter steigen. Heute liegt der Altersquotient (die 65-Jährigen und Ältere bezogen auf die Gesamtbevölkerung) bei 16,2 % und wird sich bis zum Jahr 2020 voraussichtlich auf 21,4% erhöhen. Der Altenquotient (die 65-Jährigen und Ältere bezogen auf die Erwerbstätigen), der heute schon bei 1:4 liegt, wird sich in 10 bis 20 Jahren auf 1:3 verschlechtern (siehe hierzu nochmals Tabelle 3, Seite 17).

4.1 Geschlechtsspezifisches Mortalitätsrisiko

Das Mortalitätsrisiko für Männer ist statistisch gesehen höher als für Frauen. Die höhere Sterblichkeit der Männer in den mittleren Lebensjahren ist hauptsächlich darauf zurückzuführen, dass Männer trotz Befindlichkeitsstörungen oft den Arztbesuch vermeiden.

Lebensbedrohliche Erkrankungen können die Folge sein. Die häufigsten Todesursachen in diesem Zusammenhang sind Herz-Kreislauf-Erkrankungen und bösartige Neubildungen.

Neben dem höheren Erkrankungsrisiko zeigt sich bei Männern auch eine gesundheitsriskantere Verhaltens- und Lebensweise. Diese Faktoren zusammengenommen erklären die kürzere Lebenserwartung der Männer. (vergl. SCHWARTZ 2003, 647)

Frauen hingegen weisen eine Prävalenz auf, an nicht bedrohlichen akuten und chronischen Erkrankungen zu leiden. Obwohl Männer und Frauen die gleiche Anzahl an gesunden Lebensjahren haben, fühlen sich Frauen paradoxerweise gesundheitlich schlechter. Dies ließe sich darauf zurückführen, dass Frauen eher an psychischen Beeinträchtigungen mit psychosomatischer Symptomatik leiden. Besonders weit verbreitet sind Angststörungen. (vergl. SCHWARTZ 2003, 647)

5 Zusammenhang zwischen Alter und Morbidität

Im Alter ist weniger das Auftreten von akuten Erkrankungen, sondern eher die Zunahme von chronifizierten Krankheitsverläufen augenfällig.

Die Berliner Altersstudie erbrachte folgende Ergebnisse:
Das sogenannte „Jüngere Alter" (die ersten 5-20 Jahre nach der Pensionierung) werden in der Regel noch recht beschwerdefrei verbracht. Ein Anstieg der Prävalenz der Altererkrankungen und der damit eventuell verbundenen Pflege-bedürftigkeit lässt sich jedoch mit zunehmendem Alter nachweisen (s. Abbildung 4).

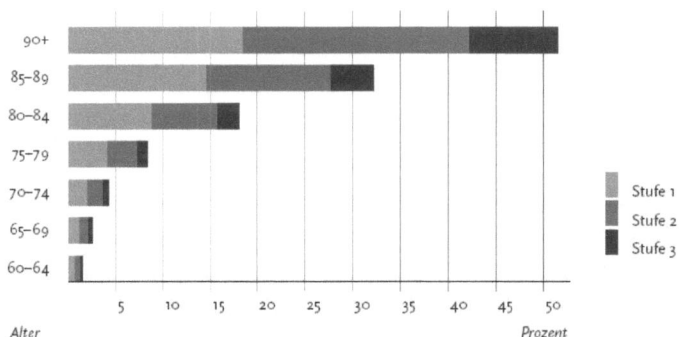

Abbildung 4: Anteil der älteren Bevölkerung mit Leistungen aus der Pflegeversicherung
(nach Altersgruppen am 31.12.1998)
Quelle: Bundesgesundheitsministerium für Gesundheit 2000

5.1 Merkmale des Gesundheits- und Krankheitsstatus im Alter

Folgende besondere Merkmale zeigen sich im Alter:

1. Mit steigendem Alter ist die Zunahme von **Multimorbidität** zu beobachten. Diese Problematik verstärkt sich noch durch Therapieinterferenzen und durch die Vernachlässigung wichtiger Erkrankungen verstärkt.

   Auch wird man beobachten müssen, wie sich das neue Gesundheitsmodernisierungsgesetz (GMG) auf die Behandlung, den Behandlungsverlauf und den Behandlungserfolg auswirken wird.

2. **Kompexität von Erkrankungen**, die sich meist auch auf funktionelle, psychische und soziale Bereiche auswirken.

3. **Verminderte Belastbarkeit und Adaptabilität.**
   Funktionelle Reservekapazitäten sind schnell erschöpft. Normale Belastungen werden problemlos bewältigt, jedoch wird die Leistungsgrenze schnell überschritten, was bei latent vorhandenen Störungen zur Dekompensation führen kann.

4. **Unabhängigkeit von zwei Größen: Krankheit und Versorgungsbedarf**
   Aufgrund des technischen Fortschrittes kann heute fast bei jedem Menschen, unabhängig seines Alters, eine patologische Veränderung diagnostiziert werden, ohne das diese auch immer behandelt werden muß.

5. **Einschränkung der Funktionsfähigkeit**
   Unter diesen Einschränkungen leiden die meisten der alten Menschen in einer mehr oder weniger ausgeprägten Form.

6. **Besondere Belastungen**
   Für den Einzelnen   und letztendlich – über den hohen Versorgungsaufwand auch für die Gesellschaft – ergeben sich aus Erkrankungen des Stütz- und Bewegungsapparates, aus Stürzen, dementiellen Erkrankungen, psychiatrischen Erkrankungsbildern und mangelnder Pflegequalität besondere Belastungen (vergl. SCHWARTZ, 677).

5.2 Gesellschaftliche Folgen

Der Strukturwandel, der sich besonders in den Industriestaaten bemerkbar macht, wird nicht folgenlos bleiben. Für diese Staaten gibt es laut WHO eine Prognose, wonach im Jahr 2075 75% aller Todesfälle altersbedingt sein werden (Quelle: Press Release WHO/50). Dies führt zu Diskussionen um die medizinische wie auch pflegerische Versorgung älterer Menschen, wie sie aktuell in Deutschland erlebt wird. Die Diskussion in Deutschland zur Finanzierbarkeit des Gesundheitssystems sind unter anderem darauf zurückzuführen, dass eine Ausrichtung auf die Definition von sogenannten Gesundheitszielen versäumt wurde.

Das Augenmerk lag vielmehr auf Fragen des Leistungsrechtes, der Ordnungspolitik und der Wirtschaftlichkeit.

„Gesundheitsziele sind ein Instrument der Gesundheitspolitik in Deutschland. Die wesentlichen Akteure im Gesundheitswesen entwickeln im Konsens Oberziele, Teilziele aber auch konkrete Maßnahmen in spezifischen Bereichen. Sie verpflichten sich, diese Ziele und Maßnahmen in eigener Verantwortung umzusetzen. Derzeit gehören dazu auf Bundesebene Ziele u.a. zu: Diabetes, Brustkrebs, Tabakkonsum reduzieren und Bewegung-Ernährung-Stressbewältigung für Kinder und Jugendliche."[5]

Nähere Informationen finden sich unter: http://www.gesundheitsziele.de

Ein großes Problem bei der Formulierung und Implementation von Gesundheitszielen in Deutschland ist die Verflechtung der Institutionen (Krankenkassen, Kassenärztliche Vereinigungen, Pharmaindustrie, Apotheken) die dem Gesundheitswesen vorgelagert sind. Durch Blockaden verschiedener Interessensgruppen wurden bisher wirkungsvolle Reformen verhindert.

Die demographische Entwicklung und die bereits beschriebenen Besonderheiten des Alters zeigen dessen ungeachtet dass langfristige und multiprofessionelle Behandlungs- und Betreuungskonzepte benötigt werden. Die ausschließlich kurzfristige Versorgung akut erkrankter Menschen ist als unzureichend

---

[5] Entnommen aus: WIKIPEDIA, Gesundheitsziele. 13/06/2004
Online im Internet: http://de.wikipedia.org/wiki/Gesundheitsziele [Stand 13.06.2004]

anzusehen, da medizinisch langfristige Probleme der alten Menschen unberücksichtigt bleiben. Bisher ist ein langfristiges Versorgungsmanagement, das sowohl das soziale Umfeld der Betroffenen einbezieht, geeignete Präventionsmaßnahmen ergreift und auch eine ausreichende Altersrehabilitation anbietet, nur unzureichend vorhanden.

Die fehlenden ambulanten und teilstationären Dienste führen dazu, dass gerade die ältern Patienten sich zu sogenannten „Drehtürpatienten" (Patienten die schon kurz nach der Entlassung aus dem Krankenhaus wieder eingewiesen werden müssen), entwickeln. Dies führt zu einer enormen Kostensteigerung im Gesundheitswesen, die durch eine bessere Vernetzung ambulanter Dienste vermieden werden könnte.

Bereits 1998 wies die WHO in ihrem Weltgesundheitsbericht ausdrücklich darauf hin, dass der zukünftige medizinische und pflegerische Versorgungsbedarf nur dann gewährleistet werden kann, wenn verstärkt in mittel und langfristige Prävention investiert wird (vergl. SCHWARTZ, 179).

Außerhalb Deutschlands wurden Gesundheitszielprogramme schon in vielen europäischen Ländern entwickelt (z.B.: Frankreich, Großbritannien, Dänemark, Irland Italien). Hierdurch konnte eine deutliche Kostenreduzierung bei gleichbleibender Qualität erreicht werden.

Die demographische Umstrukturierung setzt die Gesellschaft aber noch weiter unter Druck. Zu den steigenden Ausgaben für die Wiederherstellung der Gesundheit älterer Menschen kommen die Kosten für die Pflege hinzu. Pflege erhält, wer sich nur noch unzureichend selbst helfen kann und Unterstützung bei alltäglichen Verrichtungen, wie sie in § 14   Sozialgesetzbuch (SGB) XI formuliert sind (z.B. Körperpflege und Ernährung), benötigt.
Auch hier ist festzustellen, dass die Prävalenz in diesen Personenkreis zu gehören, mit zunehmendem Alter stark ansteigt (siehe hierzu nochmals Abbildung 4, Seite 22).

Zwar wurde durch die Einführung der Pflegversicherung (PV) das finanzielle Risiko für den Einzelnen reduziert, aber gleichzeitig erhöhte sich die Belastung für den arbeitenden Teil der Bevölkerung. Da die Gelder zur Finanzierung der PV Lohnnebenkosten sind, müssen immer weniger Arbeitende für immer mehr Pflegebedürftige aufkommen.

Besonders kostenintensiv ist die vollstationäre Pflege beispielsweise in einem Pflegeheim. Hier gilt es besonders nach kostengünstigen Alternativen zu suchen, die bei gleicher Qualität der Pflege einen stationären Aufenthalt möglichst lange verzögern.

6 Zum Gesundheitsbewusstsein und -verhalten

Durch den Wandel im Morbiditäts- und Mortalitätsspektrum (von den akuten Infektionserkrankungen hin zu chronisch-degenerativern Erkrankungen) kam es zu einer Neubewertung der verschiedenen Lebensweisen. Gegenwärtig wird differenziert zwischen gesundheitsfördernder und gesundheitsschädlicher Verhaltensweise.

6.1 Begriffliche Erklärung

Früher wurde Gesundheitsverhalten als jegliche Aktivität definiert, "die von einer Person mit dem Ziel unternommen wird, Krankheit zu verhüten oder rechtzeitig zu entdecken (SCHWARTZ 2002, 140)."

Gesundheitsverhalten entspricht jedoch keinem generalisierten alltagsweltlichen Verhalten. Aktivitäten mit gesundheitlichen Wirkungen werden nicht explizit auch aus diesem Grund durchgeführt. Gesundheitsverhalten ist vielmehr eingebettet in die Lebensgewohnheiten des Einzelnen. So erwies sich obige Definition schon bald als zu eng.

Gesundheitsrelevantes Verhalten wird daher als ein Teil eines spezifischen Lebensstiles betrachtet, der soziokulturell geformt ist und den sich Individuen über Lernen, Gewohnheitsbildung und Prozesse sozialen Vergleichs aneignen.

Bisher lag das Interesse der Forschung auf den gesundheitsschädigenden Verhaltensweisen wie z. B. dem Rauchen, Drogen- und Alkoholkonsum sowie Fehlernährung. Erst langsam werden Ansätze einer positiven Definition für gesundheitsrelevantes Verhalten entwickelt.

Diesbezüglich ist besonders der Begriff der „Salutogenese", der von ANTONEVSKI entwickelt wurde, hervorzuheben.

„Salutogenese" bezeichnet die Gesamtheit biologischer, psychischer und sozialer Ressourcen, die Gesundheit zu fördern – und nicht nur Risiken zu verhindern – vermögen. Nach ANTONEVSKI lassen sich salutogene Wirkungen besonders gut auf der psychosozialen Ebene beschreiben, und zwar in Form eines ausgeprägten „Kohärenzsinnes". Menschen, die Ereignisse ihrer Umwelt mit einem hohen Grad an Verstehbarkeit, Bewältigbarkeit und Sinnhaftigkeit begegnen, weisen ein erhöhtes Gesundheitspotential auf (vergl. SCHWARTZ 2002, 141).

6.2 Erklärungsansätze für Gesundheitsverhalten

Grundsätzlich können zwischen psychologischen, soziologischen und anthropologischen Erklärungsansätzen unterschieden werden.

6.2.1 Psychologische Erklärungsansätze

Die Psychologie versucht Verhalten in Abhängigkeit von Einstellungen und Kenntnissen zu verstehen. Diese Erklärungsansätze und die daraus hergeleiteten Strategien waren lange Zeit bestimmend für die Gesundheitserziehung und Aufklärung. Man versuchte Wissen zu vermitteln, Einstellungen zu beeinflussen und Verhalten zu trainieren, mit dem Ziel, dadurch das gewünschte Gesundheitsverhalten zu bewirken.

Sehr oft zitiert wird das Health-Belief-Modell (s. Abbildung 4), das von vielen Autoren weiter entwickelt und empirisch zumindest teilweise bestätigt wurde. Demnach verwirklichen Menschen ein bestimmtes Gesundheitsverhalten, wenn sie die Beeinträchtigung der Gesundheit als bedrohend oder gefährdend erleben. Die Bedrohung kann durch Handlungsauslöser (z.B. die Erkrankung eines

Bekannten oder die eindrückliche Beschreibung der drohenden Gefahr durch einen Experten) verstärkt werden. Demografische und psychologische Eigenschaften bestimmen nicht nur die Bedrohung mit, sondern auch den Nutzen, den man mit dem Gesundheitsverhalten verbindet.

Abbildung 5: Das Health-Belief-Modell

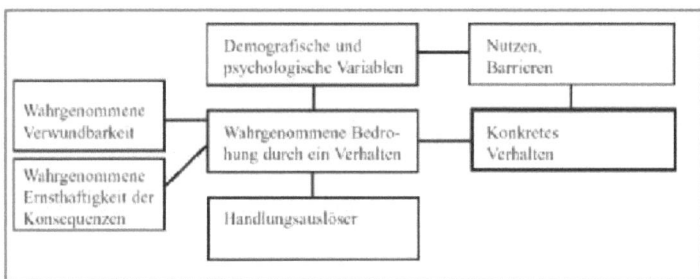

Quelle: www pro-senectute.ch/debatte

6.2.2 Soziologische Erklärungsansätze

„Gesundheitsverhalten ist unter dieser Perspektive abhängig von sozialen Lebensbedingungen, sozialen Normen bzw. kollektiven Verhaltenserwartungen. Empirische Untersuchungen zur sozialen Ungleichheit haben nachgewiesen, dass statistisch signifikante Zusammenhänge zwischen der sozialen Schichtzuordnung und dem praktizierten Gesundheitsverhalten [bestehen]"[6]

In unterschiedlichen Altersphasen haben Gesundheit und gesundheitsbezogene Verhaltensweisen verschiedenartige Bedeutungen. Normalerweise wird Gesundheit und Gesundheitsbewusstsein erst in der Phase der Lebensmitte relevant. In dieser Lebensabschnitt wird der Mensch risikobewusster und verspürt körperliche Grenzen.

---

[6] FREIHERR VON TROSCHKE, Jürgen in HURRELMANN,1998: Handbuch der Gesundheitswissenschaften. Seite 382

6.2.3 Anthropologische Ansätze

Gesundheit wird als Folge der jeweils geltenden kulturell vermittelten Werte verstanden.

6.3 Auswirkung gesundheitsrelevanten Verhaltens

Die Auswirkungen gesundheitsrelevanten Verhaltens werden in dem einge-schränkte Rahmen dieser Arbeit lediglich am Beispiel der Ernährung und der Bewegung dargelegt.

6.3.1 Ernährung

Laut des Zentralinstitutes für kassenärztliche Versorgung in Deutschland erfordert die Verschlechterung des Gesundheitszustandes der Bevölkerung mehr Wissen und Handeln im Bezug auf Fragen der Ernährung.

Epidemiologische Studien belegen eine deutliche Signifikanz zwischen Ernährung und dem Auftreten von Herz-Kreislauferkrankungen, bestimmten Krebsarten, Diabetes mellitus sowie einer großen Zahl von Erkrankungen des Verdauungs-apparates.

Da dieses Krankheitsspektrum in modernen Gesellschaften besonders häufig ist, hat Prävention durch gesunde Ernährung einen hohen Stellenwert. Im Mittelpunkt einer ausgewogenen und gesunden Ernährung steht nicht nur die Verhinderung von Mangelzuständen, sondern insbesondere die Reduzierung des Erkrankungs-risikos durch die Auswahl geeigneter und gesundheitsfördernder Lebensmittel. Es wurde festgestellt, dass ein hoher Obst und Gemüseverzehr positive Auswirkungen auf die Gesundheit hat, da er das Risiko bestimmter Krebsarten reduziert. Auch wird durch eine traditionelle mediterrane Ernährung das Risiko für Herz –Kreislauferkrankungen reduziert.

6.3.2 Bewegung

Ein weiterer wichtiger Punkt gesundheitsförderlichen Verhaltens stellt die Bewegung dar. Nach Schätzungen der WHO führt der Mangel an Bewegung jährlich zu mehr als zwei Millionen Todesfällen weltweit. Regelmäßige leichte körperliche Bewegung trägt viel dazu bei, die Gesundheit zu verbessern oder zu erhalten. Gerade im Hinblick auf ein gesundes altern ist es wichtig, durch tägliche Bewegung die Mobilität zu erhalten und damit einen wichtigen Beitrag zu einer hohen Lebensqualität und Unabhängigkeit zu leisten.

Den Zusammenhang zwischen Bewegungsarmut und den heute sehr verbreiteten Zivilisationskrankheiten kann heute niemand ernsthaft bestreiten. Durch regelmäßige Bewegung können vielmehr Herz-Kreislauferkrankungen, Diabetes, Übergewicht und Osteoporose verhindert oder kontrolliert werden.
Bei Befragungen von sportlich Aktiven wird „Gesundheit" durchgängig als eines der Hauptmotive für den Sport genannt. „Die Gesundheitsförderung durch körperlich-sportliche Aktivierung zielt auf:

- **Gesundheitswirkungen** und damit eine systematische Stärkung der Gesundheitsressourcen, verbunden mit einer gezielten Meidung und Minderung von Risikofaktoren sowie mit einer möglichst effektiven Bewältigung von Beschwerden und Missempfinden

- **Gesundheitsverhalten** und damit eine systematische Entwicklung der Fähigkeiten, selbst Kontrolle über die Gesundheit auszuüben.

- **Gesunde Verhältnisse** und damit auf eine systematische Optimierung der Umweltbedingungen (SCHWARTZ 2002, 141)."

Die Gesundheitsförderung geht damit über die Prävention hinaus, die auf eine Krankheitsverhütung zentriert ist. Gesundheitssport kann als ein Element der Gesundheitsförderung begriffen werden.

7 Der Zusammenhang zwischen Armut und Gesundheit

Soziologisch werden mit der „sozialen Ungleichheit" die Unterschiede bezeichnet, die es zwischen Personen gibt und die sich aufgrund ihrer sozialen Position innerhalb der Gesellschaft ergeben. Meist sind damit Ausbildung, Beruf und Einkommen (vertikale Ungleichheit) gemeint. Das es diese Unterschiede in einer Gesellschaft gibt, ist jedem bekannt. Wie aber wirken sich diese Unterschiede auf den Gesundheitsstatus und damit verbunden auf die Morbidität und Mortalität sozial benachteiligter Personen aus?

7.1 Armut

Wenn in Deutschland von Armut gesprochen wird, sollte dies genauer abgrenzt werden. Da es keine eindeutige Armutsdefinition gibt, wird zwischen der relativen und absoluten Armut unterschieden.

Die relative Armut in Deutschland orientiert sich hauptsächlich an der finanziellen Ausstattung des Einzelnen, insbesondere an seinem Einkommen. Daher wird vorwiegend von der Einkommensarmut gesprochen. Armut beschränkt sich jedoch nicht alleine auf das Einkommen. Demgemäss wurden die sogenannte Lebenslagenkonzepte entwickelt. Hierbei wird Armut angesehen als ein mehrdimensionales Geschehen, das sich in allen Bereichen des täglichen Lebens widerspiegelt.

„Menschen in absoluter Armut verfügen nicht über die zu ihrer Lebenserhaltung notwendigen Güter wie Nahrung, Kleidung, Obdach und Mittel der Gesundheitspflege (STIMMER, 2000, 49 „Armut.)". Sie sind unfähig, sich selbst über längere Zeit zu erhalten. Dies ist die unterste Verständnisgrenze für Armut. Die absolute

Armut spielt aber in der deutschen Armutsdiskussion nur eine sehr untergeordnete Rolle. Die Tatsache, dass jeden Winter Obdachlose erfrieren, zeigt aber, dass es auch in Deutschland Dimensionen von absoluter Armut gibt.

Armut hat viele verschiedene Ursachen und Gesichter.

7.2 Haben Arme eine schlechtere Gesundheit?

In zahlreichen englischen Studien („Black-Report", TOWNSEND et al.1998) wurde der Zusammenhang zwischen sozialer Schicht und Gesundheit untersucht und bestätigt. Es stellte sich heraus, dass Personen in den oberen gesellschaftlichen Schichten von einer zunehmenden Lebenserwartung ausgehen konnten, während sich die Lebenserwartung in den unteren Schichten verringerte.

In Deutschland wurde dieses Thema bisher kaum näher untersucht und publiziert. Eine der wenigen hiesigen Untersuchungen bestätigen jedoch die in England gefundenen Ergebnisse (vergl. MIELCK 2000, Soziale Ungleichheit und Gesundheit).

Was aber sind die Gründe dafür?
Die Theorien der „sozialen Selektion" und der „biologischen Selektion" bieten wenig Erklärungsansätze. Einen zutreffenderen Nachweis scheint der Zusammenhang zwischen sozialer Schicht und Gesundheitsverhalten zu geben.
Die nachfolgenden Tabelle (Tabelle 5) belegt zumindest den Zusammenhang zwischen sozialer Schicht und Gesundheitsverhalten bezüglich dem Rauchverhalten.

Tabelle 5: Rauchverhalten

nach Alter, Sozialschicht und Geschlecht, Deutschland, 1998

Alter in Jahren	Rauchverhalten in % der Befragten					
	weiblich			männlich		
	Raucher		Nichtraucher	Raucher		Nichtraucher
	täglich	gelegentlich		täglich	gelegentlich	
18 - 29	31,3	12,2	56,5	39,5	8,9	51,6
30 - 39	32,9	8,1	59,0	41,5	7,6	50,9
40 - 49	25,8	5,1	69,1	34,4	5,8	59,9
50 - 59	17,0	2,7	80,3	25,0	6,2	68,9
60 - 69	9,2	2,8	88,0	14,3	4,0	81,7
70 - 79	7,2	2,8	90,0	12,7	3,6	83,7
18 - 79	22,0	5,9	72,1	30,8	6,4	62,8
Sozialschicht						
obere	17,8	6,5	75,7	21,4	8,7	69,9
mittlere	22,5	6,2	71,3	31,4	5,7	62,8
untere	24,4	5,2	70,4	41,5	5,6	53,0

Quelle: Rober Koch-Institut (RKI): Bundes-Gesundheitssurvey 1998.

Abbildung 6 belegt den Zusammenhang zwischen Gesundheitsverhalten und Bildungsniveau. Es zeigt sich eine Zunahme an Gesundheitsschädlichem Verhalten (fehlende Arztbesuche, Rauchverhalten, weniger sportlichen Aktivitäten) mit Abnehmen des Bildungsniveaus. Lediglich Alkoholkonsum stellt eine Problematik dar, die sich durch alle Schichten zieht.

Zusammenfassend kann festgestellt werden, dass der schlechtere Gesundheitszustand nicht auf einen einzelnen Faktor reduziert werden kann, sondern das die Vielzahl und die Kumulation der Faktoren dafür verantwortlich ist.

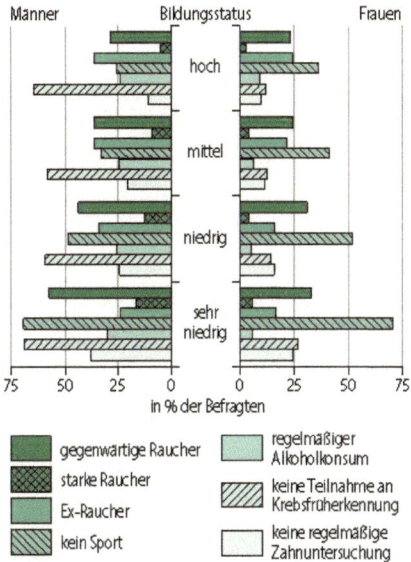

Abbildung 6: Bildung und Gesundheitsverhalten (1991)

Quelle: RKI, Deutsche Herz-Kreislauf-Präventionsstudie/Survey Ost, Gesundheitsbericht für Deutschland, 1998]

7.3 Auswirkung auf das Alter

Menschen, die in einem schlechten sozialen Umfeld aufwachsen, besitzen häufig nicht die Chancen, sich optimal zu entwickeln. Die entstehenden Beschäftigungs-verhältnisse finden sich entsprechend oft im unteren Lohnsektor angesiedelt. Verbunden mit Risikofaktoren wie z. B. Rauchen, unausgewogene Ernährung, Alkohol resultiert hieraus oft schon in jungen und mittleren Lebensjahren ein schlechterer Gesundheitszustand, der sich bis ins Alter fortsetzt.

Da sich die finanzielle Ausstattung der Betroffenen mit dem Eintritt des Renten-alters noch weiter verschlechtert, scheint hier ein weiterer wichtiger Grund für die Benachteiligung älterer Menschen zu liegen. Dabei sind Frauen noch häufiger davon betroffen als Männer.

Wenn heute von der Altersarmut gesprochen wird, sollte auch beachtet werden, dass dies oft eine Frauenarmut ist. Durch die Rolle der Frau im vergangenen Jahrhundert wurde meist kein Wert auf eine fundierte Ausbildung in Schule und Beruf gelegt, so dass diese Frauen kaum eine Chance hatten, eine gut bezahlte Stellung zu finden. Vielmehr lag ihr Aufgabengebiet in der Haushaltsführung und in der Versorgung der Kinder.

Die durchschnittlich längere Lebenserwartung von Frauen führte jedoch dazu, dass viele der heute alten Frauen nur über eine kleine Rente verfügen und somit häufiger von Armut und den damit verbundenen Konsequenzen betroffen sind. Staatlich gewährte Witwenrente und Erziehungsgeld mildern diese Problematik nicht ausreichend ab. Vielmehr reichen die Auswirkungen von der Ausschließung von sozialen und kulturellen Angeboten, über schlechte Wohnverhältnisse bis hin zu einer schlechteren medizinischen Versorgung.

7.4 Auswirkungen des Gesundheitsmodernisierungsgesetz

Wird die soziale Ungleichheit durch die Einführung des Gesundheits-modernisierungsgesetzes (GMG) noch weiter verschärft?

Glaubt man der Politik spielt sich alles in einem überschaubaren Rahmen ab, die Belastungen, die zusätzlich auf den Einzelnen zukommen, sind durchaus noch bezahlbar.
Tatsache jedoch ist, dass sich heute viele der ohnehin schon finanziell Benachteiligten einen Arztbesuch sehr genau überlegen bzw. ihn lieber zurück-stellen. Gerade sozial Schwache, die - wie oben dargelegt - über eine relativ schlechte Gesundheit verfügen, benötigen im Grunde häufiger ärztliche und medikamentöse Behandlung. Durch die neuen Zuzahlungs- und Eigen-beteiligungsregelungen kommt es jedoch dazu, dass diese Menschen sich keine adäquate Gesundheitsversorgung mehr leisten (können).

Auch können vielfach die Eigenbeteiligung für Heil und Hilfsmittel nicht aufgebracht werden, die Eigenbeteiligung therapeutischer Maßnahmen wie z. B. Krankengymnastik fallen besonders gravierend aus.

Der Gesetzgeber sieht eine gesetzliche Obergrenze der Eigenbeteiligung vor, die bei 2% bzw. bei chronisch Kranken bei 1% des Jahresbruttoeinkommens liegt. Erst nach Überschreitung der Zuzahlungsgrenze kann bei der Gesetzlichen Krankenversicherung (GKV) ein Befreiungsantrag gestellt werden. Wer von dem betroffenen Personenkreis findet sich heute jedoch noch im Dschungel der Richtlinien und Paragraphen ohne sachkundige Hilfe zurecht? Aus diesem Grund werden zahlreiche Befreiungsanträge nicht gestellt.

Nicht bedacht wurden auch Extremfälle. So kann es vorkommen, dass beispielsweise bei einer schweren Erkrankung zu Beginn des Jahres die gesamte jährliche Zuzahlung innerhalb nur eines Monats geleistet werden muss, ohne dass die notwendigen Ansparungen durchgeführt werden konnten.

So berichtet beispielsweise die Ärzte Zeitung in ihrer Ausgabe vom 26. 4 2004:
„Die Kombination der Zuzahlungen in den ersten Quartalen bis zum erreichen der Befreiungsgrenze ist für sozial schwache Patienten oft ein finanzielles Problem. Es kann nicht sein, dass Menschen, wenn sie krank sind nicht zum Arzt gehen können, weil sie es sich nicht leisten können."

Auch der paritätische Wohlfahrtsverband sieht eine Verschlechterung der Versorgung von armen Menschen gegeben, die sich heute oft den Gang zum Notarzt nicht mehr leisten können und auf wichtige Hilfsmittel wie z. B. eine neue Brille verzichten müssen. (Vergl. Bt-info 2/2004).

Wie und ob sich die Gesundheitsreform auf die Einkommensschwachen Verhältnisse weiter auswirkt, muß in Zukunft noch genau analysiert werden.

8 Zusammenfassung, Fazit und Ausblick

Die Epidemiologie beschäftigt sich mit dem Krankheitsaufkommen in der Bevölkerung. Sie untersucht die Risikofaktoren und die Wirksamkeit von Interventions-maßnahmen. Sie ist einer der Grundpfeiler der Public Health und das wichtigst Werkzeug der GBE in Deutschland. Die GBE dient der Beschreibung des Gesundheitszustandes der Bevölkerung. Sie geschieht mit Hilfe der Daten, die von der Epidemiologie zur Verfügung gestellt werden. Die GBE für Deutschland wird in Zusammenarbeit mit dem RKI ausgearbeitet.

Daraus ergibt sich eine steigende Lebenserwartung für den Einzelnen. Die mittlere Lebenserwartung hat sich in den letzten 100 Jahren verdoppelt Es kann davon ausgegangen werden, dass sich grundsätzlich die gesundheitliche Situation in der Vergangenheit verbessert hat. Gleichzeitig steigt die Wahrscheinlichkeit, durch gesundheitsrelevantes Verhalten das Alter bei guter Gesundheit zu erreichen.

Verbunden mit der Lebensverlängerung ist aber auch die Angst vor dem Zusammenbruch der sozialen Sicherungssysteme. Hierzu bemerkte Norbert Blüm bereits 1987: „Das Gesundheitssystem ist nicht durch mangelnde Leistungs-fähigkeit bedroht, sondern durch Strukturen, die zuwenig Augenmerk auf die innere Rationalität richtet". Das schwächste Glied in dem bestehenden Gesundheitssystem ist der Patient. Trotz bestehender Härtefallregelung sind sozial Benachteiligte nicht von allen Zuzahlungen gänzlich befreit. Wegen der sinkenden Einnahmen der GKV bei gleichzeitig steigenden Ausgaben, stellt sich die Frage nach sinnvollen Alternativen. Eine Möglichkeit wäre der verstärkte Ausbau der Präventionsmaßnahmen, der zielgruppenspezifisch eingesetzt wird. Weiter wäre eine verbesserte Bildungspolitik wünschenswert um damit die Grundlage eines verbesserten Gesundheitsverhalten zu legen. Dies sind nur einige wenige Ideen, die alternativ zur jetzigen Kostendämpfungspolitik angesehen werden könnten.

Durch Einschnitte im sozialen Netz wird die bestehende soziale Ungleichheit noch weiter verstärkt. Aufgabe der Regierung in den folgenden Jahren wird sein, die Diskrepanz zwischen den sozialen Schichten zu verringern statt sie weiter zu vergrößern.

Literaturverzeichnis

ANTONEVSKI, A (1979): Health, Stress, and Coping. San Francisko: Jossey Bass

ÄRZTE ZEITUNG: Ausgabe vom 26. 4 2004

BERLINER ALTERSSTUDIE

BT-INFO (2004): Zeitschrift des Verbandes freiberuflicher Betreuer/innen e.V..
Ausgabe 2/2004.

FELDMANN, UWE (2000): Einführung in epidemiologische Methoden. Online im
Internet: http://www.uniklinik-saarland.de/med_fak/imbei/docs/epidemievonuf.html

HURRELMANN, K., LAASER, U. (1998): Handbuch Gesundheitswissenschaften.
München: Juventa Verlag

LEHR, U. (1997): Gesundheit und Lebensqualität im Alter. Zeitschrift für
Gerontopsychologie und Psychiatrie 10.

MIELCK, ANDRAS (1994): Krankheit und soziale Ungleichheit. Bern :
Leske+Budrich

MIELCK, ANDRAS (2000): Soziale Ungleichheit und Gesundheit. Bern : Hans
Huber

PADLINA, OLIVER (2000): Public Health. Online im Internet:
http://www.ticino.com/usr/opadlina/new/ph/epi-ges.htm

ROBERT-KOCH-INSTITUT (HRSG.): , Gesundheitsberichterstattung des Bundes,
Heft 10, 2002

SCHROETER, KLAUS R., DR. (2002 ?): Soziologie. Studienbrief 5: Spezielle
Soziologie - Alter, Medizin, Organisation. Studienbrief der Fern-
Fachhochschule Hamburg.

SCHWARTZ, F. (2003): Das Public Health Buch. Gesundheit und
Gesundheitswesen. München/Jena: Urban & Fischer

STIMMER, FRANZ (2000): Lexikon für Sozialpädagogik und Sozialarbeit.
München: Oldenbourg

TOWNSEND, PETER / NICK DAVIDSON (1998): Black-Report

UWE FELDMANN: Epidemiologische Methoden. Online im Internet:
http://www. uniklinik-saarland. de/med_fak/imbei/docs/epidemievonuf.html)

WIKIPEDIA: Freie Enzyklopädie. Online im Internet: http://www.wikipedia.de

Abkürzungsverzeichnis

APHA	American Public Health Association
GBE	Gesundheitsberichterstattung
GKV	Gesezliche Krankenversicherung
GMG	Gesundheitsmodernisierungsgesetz
GMG	Gesundheitsmodernisierungsgesetz
IS-GBE	Informationssystem der Gesundheitsberichterstattung
PV	Pflegeversicheung
RKI	Robert-Koch-Instituts
SGB	Sozialgesetzbuch
StBA	Statistischen Bundesamtes
WHO	World Health Organisation

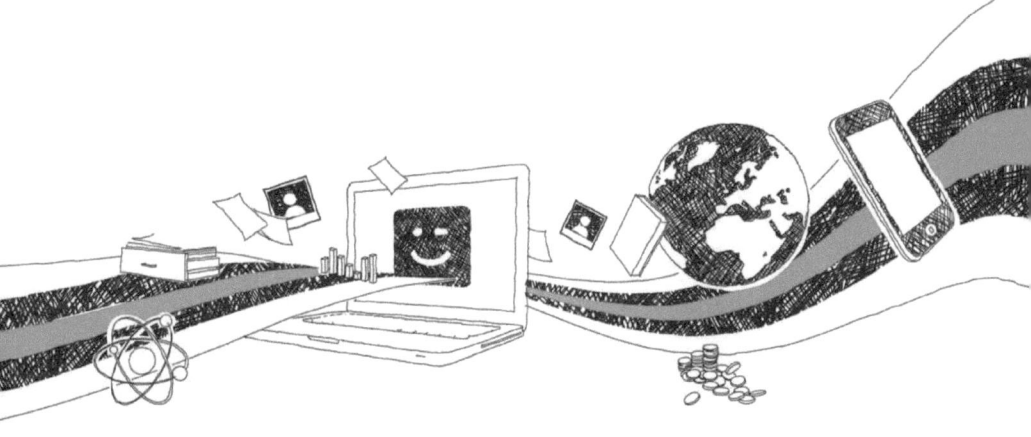
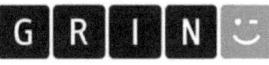